Ein kleine Lektüre für Sie,
aber eine große für Ihr Liebesleben.

Über den Autor:
Philipp Homer Graff, geboren 1981 bei Luxemburg, geht seit über 15 Jahren der Frage nach, was besonders gesunde und langlebige Menschen auszeichnet. Stets hält er sich mit aktuellen Studien in international anerkannten, wissenschaftlichen Fachzeitschriften zum Thema Gesundheit und Langlebigkeit auf dem Laufenden. Die so gewonnenen Erkenntnisse nutzt er für seine Bücher. Der diplomierte Wirtschaftswissenschaftler arbeitete bereits im Management eines internationalen Lebensmittelkonzerns. In seinem Studium beschäftigte er sich u.a. mit Gesundheitsökonomie. Er ist Unternehmer, Berater/Coach und Autodidakt.

Philipp Homer Graff

Potenz
Essen für eine optimale Sexualfunktion

**100 % natürliche Lebensmittel
0 % Risiken und Nebenwirkungen**

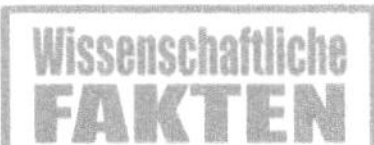

Die Ratschläge in diesem Buch sind vom Autor sorgfältig erwogen und geprüft worden. Sie bieten jedoch keinen Ersatz für kompetenten medizinischen Rat. Alle Angaben in diesem Buch erfolgen daher ohne jegliche Gewährleistung oder Garantie seitens des Autors. Eine Haftung des Autors und seiner Beauftragten für Personen-, Sach- und Vermögensschäden ist ebenfalls ausgeschlossen.

IMPRESSUM

Copyright © 2017
by Philipp Homer Graff, Giselastr. 18, 80802 München, Germany.
Alle Rechte vorbehalten, auch die des auszugsweisen
Abdrucks oder einer sonstigen Veröffentlichung.
Kontakt: info@moretimeonearth.com

Inhalt

Impotenz:
die häufigste Ursache und die Folgen   7

Low-Carb = low Penis
Die Folgen einer Low-Carb Diät   11

Mit Nahrung gegen Impotenz
Die langfristige Lösung   14

Power Foods für den Penis:
schnelle, effektive Helfer   17

Fifty Shades of Green
Die natürliche Stickstoffmonoxid-Lösung   23

Frauen sind genauso betroffen, wie Männer:
eine Ursache, zwei unterschiedliche Folgen   26

Die männliche Fruchtbarkeit
auf natürliche Weise erhöhen   28

Herzinfarkt und Erektionsstörungen
sind eng verknüpft und absolut vermeidbar   30

Die Attraktivität und Gesundheit steigern   38

Wissenschaftliches Quellenverzeichnis   42

Impotenz:
die häufigste Ursache und die Folgen

Impotenz ist ein Tabuthema, obwohl jeder fünfte Mann, das sind fast 8 Millionen Menschen in Deutschland, mittlerweile darunter leidet. Bei Männern unter 40 sind heutzutage etwa 10 % von Erektionsstörungen betroffen. Sogar ganze 30 bis 50 % sind es bei den über 40 Jährigen. Fast jeder zweite Mann! Da in unserer Gesellschaft wenig bzw. selten ernsthaft über Sexualthemen, geschweige denn sexuelle Gesundheit, diskutiert wird, unternehmen die wenigsten etwas dagegen. Nur etwa jeder Zehnte unterzieht sich einer Behandlung. Die Lebensqualität wird natürlich so erheblich beeinträchtigt, die Psyche leidet, und nicht wenige Beziehungen bzw. Partnerschaften gehen daran letztendlich - vermutlich weil auch zu wenig darüber in der Beziehung gesprochen wird - zu Bruch.

Was bedeutet Impotenz bei Männern überhaupt? Der Mann ist nicht mehr in der Lage den Beischlaf befriedigend auszuführen. Umgekehrt ist man(n) potent, wenn man fähig ist auf Wunsch eine spontane Erektion mit ausreichender Gliedsteifigkeit herbeizuführen, um Geschlechtsverkehr zu haben. Die Gründe für die Entstehung von Impotenz sind vielfältig und reichen von Übergewicht,

Bewegungsmangel, Rauchen, Alkohol, Stress und hohem Blutdruck bis hin zu einem hohen Cholesterinspiegel. Durch den Lebensstil verursachte Gefäßverengungen, also Arteriosklerose, betreffen immer mehr Individuen und führen im ersten Stadium zu Erektionsstörungen und in der Folge langfristig zu einem Herzinfarkt. Nicht umsonst sind Erektionsstörungen ein anerkanntes und eindeutiges Warnsignal für aufkommende Herzerkrankungen.

Aber warum ist zuerst der Penis betroffen bevor das Herz fällig ist? Ganz einfach die Penisarterien haben einen erheblich kleineren Durchmesser als die verhältnismäßig großen Herzkranzarterien.[1] Deshalb reichen bereits kleinste Ablagerungen in den Arterien des Penis aus, diese zu verstopfen, wohingegen am Herz in diesem Stadium noch alles normal läuft. Erektionsstörungen sind daher wie ein Frühwarnsystem für Herzinfarktgefahr und in dem Zuge auch für ein hohes Schlaganfallrisiko. Tatsächlich kann man an Hand des Zustands der Penisarterien mit einer Genauigkeit von über 80 bis 90 % auf den Zustand der Herzarterien schließen.[2] Dies verdeutlicht nochmals, wie ernst Erektionsstörungen bei Männern zu nehmen sind und dass jedermann etwas dagegen unternehmen sollte, denn diese können als Warnung vor Herzinfarkt oder Schlaganfall vor einem frühzeitigen Tod schützen.

Noch gravierender ist die Situation bei Männern über 40 Jahre, denn hier bedeuten Erektionsstörungen eine 50-fach (5.000 %) erhöhte Wahrscheinlichkeit einen Herzinfarkt zu erleiden als bei Männern, wo unten alles regulär läuft. Umso jünger man(n) ist und unter Erektionsstörungen leidet, umso gravierend höher ist ein damit verbundenes Risiko Herzkrankheiten zu entwickeln.[3] Der Zusammenhang ist ja auch logisch, weil die Ursache bei beiden Krankheiten – ob Herzkrankheiten oder Erektionsstörungen – die gleiche ist: Arteriosklerose, also die Ablagerung von v.a. Blutfetten, Thromben, Bindegewebe und in geringerem Maße auch Calciumphosphat in den Gefäßwänden der Arterien, wird umgangssprachlich auch als Arterienverkalkung bezeichnet. Darum sollte jeder Patient mit Erektionsstörungen solange auch als potentieller Herzpatient bezeichnet werden, bis eindeutig nachgewiesen ist, dass Arterienverkalkung nicht die Ursache seiner Störungen ist – was heute allerdings eher die Ausnahme wäre.

Heute können Funktionsstörungen des Penis als eindeutiges Zeichen von einem stark erhöhten Herzinfarkt- und Schlaganfallrisiko gewertet werden, doch auch schon aus unserer Evolutionsgeschichte heraus macht der Zusammenhang Sinn. Warum denken Sie haben praktisch nur bei uns Menschen die Männer keinen Baculum? Der Begriff Baculum steht hier für den Penisknochen. Die meisten Säugetiere, inkl. der Menschenaffen, auch unsere Vorfahren und selbst Hunde oder Mäuse, besitzen diesen Knochen im Sexualorgan. Das ist kein unbedeutender Knochen. Bei einem großen Hund ist der immerhin 10 cm lang und über 1 cm dick. Vor etwa 6 Millionen Jahren haben unsere menschlichen Vorfahren diesen Knochen verloren.[4]

Vermutlich war der Sinn dabei folgender: Bei der sexuellen Selektion ihrer Partner, konnten die Frauen anhand der Penisfunktion auf den Gesundheitszustand ihrer potentiellen Lebensgefährten schließen. Denn ohne einen Baculum kommt eine normale Erektion nur mit Hilfe einer funktionierenden Hydraulik (also mit Flüssigkeiten, starker Pumpe und sauberen Rohren) zustande und dafür braucht es u.a. gesunde Arterien. Ohne den Knochen konnten und können die Frauen eine unverfälschte Diagnose des männlichen Gesundheitszustands erstellen und so ihre Partnerwahl erleichtern. Das könnte der evolutionsgeschichtliche Grund für das Fehlen des Knochens sein.

Viel zu häufig werden die Symptome von Arteriosklerose, wie Erektionsstörungen, mit Medikamenten behandelt statt die Ursache zu beheben. Was bringt es auch, wenn man(n) Viagra nimmt und einen Herzinfarkt oder Schlaganfall erleidet, dann ist das Sexleben vermutlich sowieso bald vorbei.

Low-Carb = low Penis
Die Folgen einer
Low-Carb Diät

Der Zusammenhang zwischen einer Low-Carb Diät (hoher tierischer Proteinanteil an der Gesamtkalorienzufuhr) und Erektionsstörungen (low Penis) wurde eindeutig belegt. Eine spannende Fallstudie zu dem Thema macht den letztendlich lebensbedrohlichen Zusammenhang deutlich.

Lassen Sie uns kurz etwas näher auf die aktuelle Ernährungsstudie eingehen. Der betroffene Patient war ein 51 Jahre alter, sportlich aktiver und gesunder Mann mit guten Cholesterinwerten, normalem Blutdruck, keinem Diabetes, keinen Anzeichen für Herzkrankheiten, normaler Sexualfunktion und war sowohl Nicht-Alkoholiker als auch Nicht-Raucher. Man könnte also folgern, der Herr sollte noch lange Zeit ein von Krankheiten freies und aktives Leben führen können. Doch er hatte ein paar, wenige Kilo (genau 3,5 kg) zugelegt, welche er beschloss mit einer Low-Carb Diät wieder abzubauen. Einen Monat nach Beginn der Diät schnellten seine Cholesterinwerte rapide in die Höhe (von 146 auf 230 mg/dL), doch der gute Mann verlor über 2 kg in der Zeit, also entschloss er die Diät trotzdem fortzuführen. Nach zwei Jahren war er bei seinem Zielgewicht angekommen, doch parallel dazu hatte er die Fähigkeit verloren, eine Erektion zu bekommen. Zudem berichtete er seinem Arzt über Schmerzen in der Brust. Also bekam er Medikamente dagegen verschrieben und begann Viagra zu nehmen. Doch was bringt es die Symptome zu behandeln, anstatt das Übel an der Wurzel zu packen? Das konnte er wenig später mit extremsten Brustschmerzen in der Notaufnahme eines Krankenhauses erfahren, wo er Herzkatheter erhalten hat und die behandelten Ärzte eine 99 prozentige Verstopfung von Herzkranzarterien feststellen konnten. In allerletzter Minute konnten die Ärzte den Mann gerade noch retten.

Nach seiner Nahtoderfahrung im Krankenhaus, stoppte er die offensichtlich gesundheitsgefährdende Low-Carb Diät und stellte seine Ernährung auf eine fettarme, pflanzenbasierte Ernährung mit Vollkornprodukten, Bohnen, Gemüse und Nüssen um. Bereits nach zwei Monaten, waren seine Cholesterinwerte wieder auf Normalniveau, sein Gewicht sogar nochmals zwei Kilo runter und seine Sexualfunktionen waren wieder einwandfrei und das ohne künstliche Unterstützung (Viagra).

Einige kritische Beobachter könnten jetzt behaupten, die Arterien wären schon vor Beginn seiner Low-Carb Ernährungsweise verstopft gewesen. Genialerweise kann man das ausschließen, da der Herr von seinem Arzt schon vor Diätbeginn einen Scan seiner Arterien erhalten hatte, mit dem Ergebnis: keine messbaren Ablagerungen in seinen Arterien waren nachweisbar. In etwas mehr als zwei Jahren wurden also die Herzkranzarterien fast vollständig von praktisch null auf 99 % verstopft.[5]

Der gravierende Zusammenhang zwischen Erektionsstörungen und Herzinfarktrisiko auf Grund derselben zugrunde liegenden Krankheit Arteriosklerose wird in der Fallstudie deutlich. Wenn man schon als Mensch im Unterschied zu den meisten Säugetieren (mit Baculum) diesen eindeutigen Warnhinweis für eine beginnende Herzkrankheit bekommt, sollte man so schnell wie möglich mit Gegenmaßnahmen (hier mit der Ernährung) beginnen.

Mit Nahrung
gegen Impotenz
Die langfristige Lösung

Bei jüngeren Männern ging man früher davon aus, dass Impotenz rein psychische Gründe hat bzw. eine reine Kopfsache ist, und hat so physische Ursachen gar nicht erst in Erwägung gezogen. Heute weiß man, dass Impotenz eng mit Arteriosklerose verbunden ist und ein erstes Anzeichen für die Entstehung von weiteren Krankheitsbildern, von Herzerkrankungen bis hin zu Herzinfarkt und Schlaganfall, sein kann.

Doch es gibt zwei gute Nachrichten. Erstens ist Impotenz, wenn wie so häufig Arteriosklerose die Ursache ist, mit einer Nahrungsumstellung heil- und vermeidbar. Und zweitens, wenn bereits der Penis betroffen ist, muss das Herz nicht folgen, denn man kann aktiv etwas dagegen unternehmen. Dazu müssen keine Medikamente mit massenweise Risiken und Nebenwirkungen genommen werden, geschweige denn fragwürdige Nahrungsergänzungsmittel oder Pillen. Lediglich der Lebensstil mit dem Schwerpunkt einer Nahrungsumstellung muss optimiert werden.

Das monatlich erscheinende Gesundheitsrundschreiben der Harvard Medical School gibt in einer aktuellen Ausgabe Tipps, um das Sexualleben auch ohne Medikamente anzukurbeln. Die Tipps sind allerdings nicht wirklich überraschend. Als erstes wird natürlich Sport genannt, da er die Durchblutung verbessert und das Herz stärkt. Klar, Raucher sollten ihre Sucht beenden, um den Blutfluss zu den Sexualorganen zu verbessern und bei Frauen die Menopause eventuell ein paar Jahre hinauszuzögern. Alkohol ist zu vermeiden, denn er schwächt sexuelle Empfindungen, kann Hitzewallungen auslösen und Schlafstörungen hervorrufen. Dann wird die regelmäßige Kontrolle des Körpergewichts empfohlen. Ein gesundes Gewicht reduziert bei vielen Menschen bereits den Blutdruck und kann Diabetes abwenden. Ganz zu schweigen von dem gesteigerten Selbstwertgefühl und erhöhter sexueller Attraktivität, wenn man sein Wunschgewicht einhält. Und am Ende wird geraten sich gesund zu ernähren, um Herzkrankheiten vorzubeugen.[6] Genau dort liegt eine riesige Chance, denn in der Ernährung steckt ein gewaltiges Potential, Impotenz ein für allemal zu besiegen.

Allein mit der Umstellung auf eine mediterrane Diät mit dem Schwerpunkt Vollkorngetreide, Obst, Gemüse, Bohnen und Nüsse konnten in einer Studie Erektionsstörungen bei den Teilnehmern effektiv behoben werden.[7] Dieselbe Studie mit der gleichen Ernährung wurde im Übrigen auch mit Frauen durchgeführt und auch dort wurden die sexuellen Funktionen erheblich verbessert, so dass eine höhere sexuelle Befriedigung erfahren werden konnte, als bei den Teilnehmerinnen in einer Kontrollgruppe.[8]

Eine pflanzenbasierte Ernährung mit den oben genannten Schwerpunkten einer mediterranen Diät, also Vollkorngetreide, Hülsenfrüchte, Gemüse, Obst und Nüsse, ist die ideale langfristige Ernährungslösung, doch manch einer möchte bereits kurzfristig Resultate sehen – auch wenn die langfristige Lösung generell auch vor anderen chronischen Leiden schützt. Auf die schnelle Lösung gehen wir im nächsten Kapitel ein.

Power Foods
für den Penis:
schnelle, effektive Helfer

Normalerweise wird für die schnelle Lösung auf Medikamente, wie Viagra zurückgegriffen. Doch diese haben meist gefährliche Nebenwirkungen, die leider gerne unter den Tisch gekehrt werden. Gerade Wechselwirkungen mit anderen Medikamenten können lebensbedrohlich sein. Bei Männern, welchen Nitroglycerin oder Nitrate gegen Schmerzen in der Brust verabreicht werden, kann die Wechselwirkung mit Viagra, Levitra oder Cialis den Blutdruck gefährlich tief fallen lassen. Auch Prostatapatienten, die Alphablocker, wie z.B. Cardura (doxazosin), Hytrin (terazosin), oder Flomax (tamsulosin), verwenden, um eine vergrößerte Prostata zu behandeln, sind ebenfalls von unerwünschten Wechselwirkungen betroffen.[9] Die Nebenwirkungen von Medikamenten, wie Viagra, reichen von Kopfschmerzen, Magenschmerzen, Schwindelgefühlen, Dauererektion bis hin zu Einbußen der Sehfähigkeit, Erblindung und massiven Hörstörungen.[10] Und all das findet sich bereits auf den Beipackzetteln der Hersteller.

Wenn man sich anschaut, wie Viagra und Co. funktionieren, wird klar, dass genauso effektive und natürliche Alternativen ohne Risiken und Nebenwirkungen unter normalen Lebensmitteln existieren, die ebenfalls kurzfristige und schnelle Lösungen liefern. Viagra und alle anderen ähnlichen Pillen bzw. Medikamente hemmen ein Enzym, welches cGMP (einen chemischen Botenstoff) inaktiviert. cGMP erweitert die Penis Blutgefäße und ohne das hemmende Enzym steht genug cGMP zur Verfügung für einen höheren Blutdurchfluss und damit eine verbesserte Erektionsfähigkeit des Penis. So gehen die Medikamente mit ihren unschönen Risiken und Nebenwirkungen vor.

Man kann allerdings auch von der anderen Seite an das Thema herangehen und überlegen, wie man direkt das Enzym fördert, was cGMP produziert. Stickoxid fördert dieses Enzym. Dieser Stoff wird wiederum aus Arginin hergestellt und Arginin durch Citrullin. Die Lösung heißt also mehr Citrullin zu essen. Tatsächlich zeigen Studien von Teilnehmern (von Anfang 40 bis 65 Jahre alt), dass Citrullin die Erektionsfähigkeit eindeutig verbessert.[11] Unglaublich, aber wahr, Citrullin findet sich in einer leckeren Frucht: der Wassermelone.

Etwa 1/4 bis 1/3 einer durchschnittlichen Wassermelone pro Tag zu verzehren sollte reichen, um die Empfehlungen aus der Studie zu erfüllen. Im Übrigen gibt es mittlerweile auch gelbe Wassermelonen zu kaufen, welche sogar die bis zu vierfache Menge an Citrullin enthalten, was heißt, dass praktisch schon etwas mehr als eine normale Scheibe davon ausreichen sollte. Gelbe Wassermelonen sehen von außen genauso aus wie die normalen roten Wassermelonen, nur dass das Fruchtfleisch eben gelb gefärbt ist. Auch der Geschmack ist fast identisch bei beiden Sorten. Wenn es im Supermarkt also gelbe Wassermelonen gibt, macht es Sinn für eine verbesserte Erektionsfähigkeit darauf zurückzugreifen. Sollte es nur die Normalen geben, muss man davon einfach 3 bis 4 mal mehr essen, um die gleiche Wirkung zu erhalten. Risiken und Nebenwirkungen von handelsüblichen Wassermelonen sind natürlich – ganz im Gegensatz zu Viagra - nicht vorhanden. Wobei diese Aussage nicht ganz korrekt ist, denn positive Nebenwirkungen existieren durchaus: Wassermelonen senken den Blutdruck. Letztendlich spielt so auch das Herz besser mit bei dem aus dem Wassermelonenverzehr resultierenden häufigerem Geschlechtsverkehr. Die Wassermelone liefert also eine echte Win-win-Situation.

Es existiert neben den leckeren Wassermelonen noch eine andere Gruppe von Lebensmitteln, welche bei dem Problem da unten ebenfalls helfen kann. Im Gegensatz zu Wassermelonen sind diese Lebensmittel ganzjährig problemlos in jedem Supermarkt verfügbar: Nüsse. Eine Nussart ragt besonders beim Thema Erektionsstörungen hervor: Pistazien – ungesalzen und auch ohne Zucker oder zusätzliche Fette natürlich. Den Teilnehmern einer Pistazien-Studie wurden 3 Wochen lang 100 g Pistazien pro Tag verabreicht. Im Ergebnis und schon nach dieser relativ kurzen Zeitspanne verbesserten sich bei den Patienten die vorhandenen Erektionsfähigkeiten (festere Erektionen) eindeutig und parallel dazu auch noch die Cholesterinwerte.[12]

Wieder wurde, wie bei den Melonen, eine Win-win-Situation erzielt mit ausschließlich positiven gesundheitlichen

Nebenwirkungen. Pistazien enthalten ordentliche Mengen Arginin, welches den Blutfluss bei den Teilnehmern verbesserte und so natürlich auch die weiteren positiven Resultate lieferte. Im Gegensatz zu Medikamenten wie Viagra, welche nur die Symptome einer Krankheit (Arteriosklerose) vorübergehend aufheben, helfen Nüsse darüber hinaus auch die Ursachen (u.a. hohe Cholesterinwerte) zu bekämpfen.

Nüsse sind generell ein total unterbewertetes Superfood. Halten Sie sich fest: Ein Dutzend Walnüsse haben so viele Antioxidantien (die Jungs, die uns vor Krebs (auch Prostatakrebs) und anderem Übel schützen) wie 4g Vitamin C, d.h. man müsste 50 Orangen essen, um mit Walnüssen mithalten zu können. Machen Sie sich keine Sorgen, wenn Sie keine Walnüsse mögen, auch andere Nüsse vollbringen wahre Wunder: Eine handvoll (etwa 30g) Nüsse (egal ob Walnüsse, Haselnüsse, Mandeln, Pekannüsse, Pistazien, Erdnüsse oder andere Sorten), mindestens 5 mal pro Woche regelmäßig konsumiert, verlängert Ihr Leben um durchschnittlich zwei ganze Jahre,[13] und dazu müssen Sie nichts anderes tun als leckere Nüsse, z.B. als stärkenden Snack, zu naschen.

Obwohl Nüsse Fette enthalten, schützen Sie vor Herz-Kreislauferkrankungen. Allein das Schlaganfallrisiko kann durch Nüsse um die Hälfte reduziert werden,[14] und das ohne weitere Änderungen im Speiseplan und Lebensstil. Auf Grund mangelnden Wissens wird häufig vom Verzehr von Nüssen abgeraten, da sie hohe Fettmengen besitzen und so dick machen würden. Doch solche Aussagen entbehren jedweder wissenschaftlicher Grundlage und sind schlichtweg falsch. Langzeitstudien belegen einerseits keine Auswirkungen auf eine Gewichtszunahme bei zusätzlichem (!) Nusskonsum und andererseits gar positive Effekte.[15] Es können doch nicht einfach Kalorien verschwinden, oder? Anscheinend schon: Dazu wurden in einer Untersuchung einer Gruppe eine Ernährung mit exakt festgelegten Kalorien verabreicht und einer anderen Gruppe die gleiche Ernährung, aber zusammen mit Walnüssen. Das erstaunliche Ergebnis: Die Gruppe mit den Nüssen hat deutlich mehr eigenes Körperfett verbrannt![16]

Ein weiterer netter Nebeneffekt von Nüssen, wie Harvard Forscher herausgefunden haben, ist ein schnelleres Sättigungsgefühl als bei nussfreier Kost.[17] Abnehmen mit Nüssen ist also nicht nur möglich, sondern absolut empfehlenswert. Dass hierbei wiederum nur Nüsse in Reinform gemeint sind und keine gezuckerten oder gesalzenen, dürfte klar sein.

Nüsse offerieren ein gigantisches Arsenal im Kampf gegen Krebs. Bereits nach wenigen Stunden ist das Blut von Versuchspersonen, welchen zuvor Walnüsse verabreicht wurden, in der Lage das Wachstum von Brustkrebszellen in einer Petrischale zu unterdrücken. D.h. Nüsse bieten einen hervorragenden Schutz vor Brustkrebs[18] und zahlreichen anderen Krebsarten.[19]

Die Wirkung der Nussarten ist bei Krebszellen allerdings unterschiedlich. Am effektivsten zeigen sich hier Walnüsse und Pekannüsse, welche die Vermehrung der Krebszellen

bereits in kleinsten Dosen hemmen. Erdnüsse wirken etwas schlechter, jedoch immer noch besser als Mandeln.[20]
Die reinen Öle der Nüsse haben im Übrigen keine Wirkung
auf das Zellwachstum, nur die vollwertigen Nüsse selbst
helfen.[21]

Fifty Shades of Green
Die natürliche Stickstoffmonoxid-Lösung

Bei Stickstoffmonoxid (NO) denken die meisten wohl erst einmal an einen aggressiven Umweltschadstoff und damit Smog oder Sauren Regen. Das ist auch vollkommen richtig, NO ist in hohen Konzentrationen ein Giftgas und verätzt u.a. die Atemwege. Doch was in alles in der Welt hat NO bitte mit Erektionen zu tun? Die Arterien sind hier das Bindeglied.

NO hat eine zweite, positive Identität: als ein beispielloses biologisches Kommunikationsmittel im Körper. Die Zellen, welche unsere Arterien auskleiden (als Endothel bezeichnet), signalisieren mit dem Ausscheiden von NO den Muskelfasern in den Wänden der Arterien sich zu entspannen, wodurch sich die Arterien weiten und damit kann mehr Blut durchfließen. Deswegen werden auch Patienten bei einem Angina pectoris-Anfall Nitroglycerin-Tabletten verabreicht, welche zu NO werden und so die Arterien zum Herzen weiten, damit der Herzmuskel wieder optimal mit Blut versorgt werden kann. Die Penis-Arterien profitieren natürlich in dem Zuge genauso.

Für eine optimale Versorgung mit NO ist das Enzym NO-Synthase verantwortlich. Mit diesem Enzym wird das Gas (NO) im Körper erzeugt. Vermutlich stammt das NO aus den chemischen Grundbausteinen des Lebens als vor ca. 3,5 Milliarden Jahren noch hauptsächlich nur Bakterien auf der Erde lebten. Im Stoffwechsel der Bakterien spielt auch heute noch NO eine wichtige Rolle. Die Feinde unseres Versorgers mit NO und damit des Enzyms NO-Synthase sind freie Radikale. Diese kurzlebigen Molekülfragmente fressen nicht nur NO, sondern kapern auch noch die NO-Synthase und bringen sie dazu weitere freie Radikale frei-zusetzen.[22] Mit dem unerfreulichen Ergebnis, dass zu wenig NO vorhanden ist, somit die Arterien versteifen, und damit der Blutdruck und das Risiko eines Herzinfarkts an-steigen. Parallel dazu wird auch die Funktionalität des Penis eingeschränkt.

Was können Sie also zum Schutz Ihrer Arterien tun? Ganz einfach: Sie fluten Ihren Körper mit pflanzlichen Lebens-mitteln reich an Antioxidantien und schalten damit die freien Radikalen aus und das Enzym NO-Synthase kann wieder normal arbeiten. Ein hoher Konsum von Antioxi-dantien über Nahrungsmittel, wie Beeren und anderes Obst und Gemüse, führt nachweislich – schon innerhalb von nur zwei Wochen – zu entspannten und geweiteten Arterien.[23]

Wir können sogar noch mehr zum Schutz unserer Arterien in Zusammenhang mit NO tun, indem wir gezielt Gemüse essen, welches natürlicherweise Nitrate enthält. Diese wie-derum kann unser Körper in NO umwandeln. Die

Effektivität nitratreicher Gemüse ist so stark, dass die positive Wirkung schon innerhalb weniger Stunden im Körper an einer massiven Senkung des Blutdrucks nachweisbar ist.[24]

Aus welchem Gemüse bekommen Sie am meisten Nitrate - und damit NO für die Arterien? Hervorragende Quellen stellen dunkelgrüne Blattgemüse (50 Shades of Green) dar, wobei an der Spitze Rucola steht. Wer jetzt nicht immer Rucola essen möchte (was auch nachvollziehbar ist) kann genauso gut Grünkohl, Mangold, gemischte Blattsalate, Rote Beete, das Grün Roter Beete, Pak Choi oder was es sonst an Blattgrün (alle grünen Farben) gerade im Supermarkt gibt, nehmen. Wenn die Arterien regelrecht von NO durchspült werden, ist ihre Funktionalität in optimaler Weise gewährleistet.

Frauen sind genauso betroffen, wie Männer:
eine Ursache,
zwei unterschiedliche Folgen

Die meisten Frauen und Männer gehen davon aus, dass Impotenz nur das männliche Geschlecht betrifft. Doch bei Frauen tritt das gleiche Problem auf, nur in anderer Ausprägung. Auch bei ihnen kann die sexuelle Funktion durch Arteriosklerose erheblich eingeschränkt sein. Bei Männern verengen die Arterien, die den Penis versorgen, und bei Frauen die Arterien, die das Becken durchbluten.

Frauen mit hohem Blutdruck, das konnte in Studien gezeigt werden, berichten von einer bedeutend verringerten Befeuchtung, einem abgeschwächten und seltenen Orgasmus und erhöhten Schmerzen verglichen mit Frauen ohne Bluthochdruck, und die Studie bestätigte das über alle Altersklassen hinweg.[25]

Hohe Cholesterinwerte sind ebenfalls eng mit der Krankheit Arteriosklerose verbunden, daher ist es nicht verwunderlich, dass hohe Cholesterinwerte mit bedeutend verringerter Erregung, einem abgeschwächten Orgasmus, unzureichender Befeuchtung und Befriedigung in Verbindung gebracht werden. Über 500 Frauen wurden dazu auf

ihre Cholesterinwerte und sexuelle Fähigkeit hin untersucht. Die Teilnehmerinnen mit Hyperlipidämie (erhöhten
Cholesterinwerten) litten mehr als doppelt so häufig an einer Sexualdysfunktion. Wiederum waren hier die Resultate
völlig altersunabhängig und alle Teilnehmerinnen befan-
den sich vor der Menopause.[26]

Jetzt haben wir gesehen, dass Frauen - ganz ähnlich wie
Männer -, unter den Folgen einer Arteriosklerose leiden
können. Deswegen funktioniert die Ursachenbeseitigung
logischerweise ganz ähnlich. In einer Interventionsstudie
über 2 Jahre hinweg wurde einem Teil der Frauen eine
mediterrane Ernährung mit dem Schwerpunkt von Obst,
Gemüse, Vollkorngetreide und Nüssen empfohlen und die
anderen Teilnehmerinnen sollten ihre bisherige Ernährung
beibehalten. Gemessen am „Female Sexual Function
Index" konnten diejenigen mit der vorwiegend pflanzlichen Ernährung ihre Sexualfunktion verbessern.[27] Kleine
Änderungen im Lebensstil sind also in der Lage das Sexleben von vielen Menschen erheblich zu verbessern — egal
ob Frau oder Mann.

Die männliche Fruchtbarkeit
auf natürliche Weise
erhöhen

Bis zu jedes siebte Paar ist von Unfruchtbarkeit betroffen, und zu mindestens 50 % liegt es an den Männern.[28] Der Grund könnte an den Essensgewohnheiten vieler Männer liegen. Beobachten Sie mal in der Kantine, im Restaurant oder beim Einkauf die Männer. Was macht bei den meisten den Hauptteil der Kalorien aus? Fleisch. Eine aktuelle Studie der renommierten Harvard Medical School konnte beweisen, dass bereits eine Erhöhung der Einnahme gesättigter Fettsäuren um nur 5 % (der Gesamtkalorienaufnahme) zu Lasten der Kohlenhydrate ausreicht, um die Spermienanzahl um ganze 40 % zu verringern.[29] Worin befinden sich gesättigte Fettsäuren? In Fleisch, Fleischprodukten und Milchprodukten. Wer also fruchtbarer sein will, sollte mehr Kohlenhydrate in Form von Vollkorngetreiden, Gemüse und Obst konsumieren, und tierische Produkte möglichst meiden.

Doch die Spermienanzahl ist nur die eine Seite der Medaille, die Qualität der Spermien ist für die Fruchtbarkeit des Mannes mindestens genauso relevant. Eine andere unabhängige Studie hat sich mit eben diesem Thema auseinandergesetzt. Das Ergebnis der Studie war allerdings das Gleiche: Fleisch- und Milchprodukte verschlechtern die Samenqualität, wohingegen Obst und Gemüse die Qualität der Samen erhält oder darüber hinaus sogar verbessert.[30] Tatsächlich konnte in einem Versuch gezeigt werden, dass bereits ca. 75 g Walnüsse pro Tag die Vitalität, Beweglichkeit und Form der Spermien signifikant verbesserten.[31] Hierbei durften die Teilnehmer sogar ihre alte Ernährung (mit Ausnahme der Nüsse) beibehalten. Da kann man sich vorstellen, was möglich ist, wenn man die Ernährung vollständig auf eine gesunde Variante umstellt. Die Spermien strotzen dann vor Vitalität. Unabhängig vom Alter, eine weitere Studie hatte Teilnehmer von 20 bis 80 Jahren, können Männer die Spermienqualität - auch in genetischer Hinsicht - erheblich jüngerer Kollegen erhalten, wenn sie einer antioxidantien- und mikronährstoffreichen Ernährung (also Gemüse, Obst, Vollkornprodukte, Hülsenfrüchte) folgen.[32]

Häufig liest man, dass mehr Sex mit einem reduziertem Herzinfarktrisiko verbunden ist. Verschiedene Studien belegen diesen Zusammenhang sogar. Doch wenn man sich ein wenig mit dem Thema beschäftigt wird klar, dass genau der umgekehrte Zusammenhang besteht. Gesunde Arterien und ein gesundes Herz (und damit auch ein verringertes Herzinfarktrisiko) ermöglichen mehr Sex. Denn die Funktion des Penis beruht auf funktionierenden Arterien, genauso wie die Funktion des Herzens auf gesunden Arterien fundiert. Deswegen wird im nächsten Kapitel auf die Gesundheit des Herzens eingegangen.

Herzinfarkt und Erektionsstörungen
sind eng verknüpft
und absolut vermeidbar

Die Ursache von Herzinfarkt und Erektionsstörungen ist die gleiche: Arteriosklerose bzw. Arterienverkalkung. Wenn eine erfolgreiche Behandlung von Herzinfarktpatienten funktioniert, bedeutet das logischerweise auch eine Heilung aller anderen damit verbundenen Probleme, wie hier Erektionsstörungen bzw. Impotenz. Daher und weil Erektionsstörungen ein Warnsignal für eine folgende Herzerkrankung sind, ist das Thema Herzinfarkt so relevant.

Zum Glück muss kein Mensch einen Herzinfarkt erleiden. Das ist bei über 99,5% der Menschen eine individuelle Entscheidung auf Grund des Lebensstils. Nur bei 0,5% aller Menschen, das ist gerade mal einer von 200, existiert ein Gendefekt, welcher unabhängig von der Ernährung hohe Cholesterinwerte fördert[33] (trotzdem können selbst diese Betroffenen mit der richtigen Ernährung ihr Herzinfarktrisiko drastisch senken). Alle anderen müssen definitiv nicht an einem Herzinfarkt sterben. Wie bei vielen Themen in unserer Gesellschaft halten sich allerdings Mythen der Vergangenheit noch über Jahrzehnte, obwohl geradezu riesige Datenmengen und wissenschaftliche Fakten die Mythen längst entkräftet haben. Besonders blöd sind diese Mythen, wenn man auf Grundlage ihrer Aussagen frühzeitig stirbt, was bei Herzinfarktmythen leider der Fall ist.

Einige Leute (auch Ärzte) glauben z.B. immer noch, dass viele Menschen einen Herzinfarkt erleiden, obwohl sie gar keine Risikofaktoren (wie hohe Cholesterinwerte) erfüllt hatten. Andere glauben sogar, dass Herzinfarkt und Bluthochdruck normale Erscheinungen im Alter sind. Beide Aussagen sind nicht nur bewiesenermaßen völliger Quatsch,[34] sondern fördern zudem auf gefährliche Weise ungesunde Ernährungsformen, weil die Leute glauben ein Herzinfarkt sei sowieso unvermeidbar. So sterben Millionen von Menschen auf der Welt frühzeitig an einem Herzinfarkt auf Grund von falschen Mythen und Märchen abseits jeder Realität.

So jetzt haben wir aber genug über Herzinfarktmythen gesprochen, lassen Sie uns nun über positive Studien sprechen, welche uns einen Weg in eine Gesellschaft frei von Herzkrankheiten und damit auch frei von Arteriosklerose bedingten Erektionsstörungen (welche heute den Großteil ausmachen) zeigen. Fangen wir mit der aussagekräftigsten Studie zum Thema Behandlung und Heilung von Herzkrankheiten an. 200 Patienten mit einer Herz-Kreislauferkrankung (zusätzlich: teils mit mehreren Begleiterkrankungen erhöhter Cholesterinwerte, teils mit Bluthochdruck und teils mit Diabetes) wurden an der Cleveland Klinik in den USA Bestandteil dieser klinischen Untersuchung, welche auf einer Studie von 1985 mit damals nur 20 Teilnehmern aufbaut. Bereits diese Studie zeigte erstaunliche Ergebnisse, allerdings war die untersuchte Gruppe etwas kleiner. Alle medizinisch relevanten Daten der 200 freiwilligen Teilnehmer wurden zu Beginn detailliert erfasst – von Aufnahmen der Arterien bis zur Familiengeschichte bzgl. der Herzkrankheit.[35]

Der Kern der Behandlungsmethode war eine komplette Ernährungsumstellung. Den Hauptteil der herzgesunden Ernährung bildeten Vollkorngetreide, Hülsenfrüchte, Linsen, Gemüse und Obst. Mit einer abwechslungsreichen Ernährung auf dieser Basis konnten alle relevanten Nährstoffe (inkl. aller Aminosäuren) für unseren Körper aufgenommen werden. Lediglich Vitamin B12 wurde zusätzlich eingenommen. Zudem wurde den Teilnehmern empfohlen geschrotete Leinsamen täglich zu konsumieren, als zusätzliche Quelle für die essentiellen Omega-6 und Omega-3 Fettsäuren.[35]

Soviel zu den erlaubten Lebensmitteln in der aufklärenden Studie. Verboten wurden den Teilnehmern folgende Produkte: alle zusätzlichen Öle, Fleisch, Fisch, Geflügel, Milch, verarbeitete Lebensmittel, welche Öle, Fisch, Fleisch, Geflügelprodukte (damit auch Eier), Milchprodukte, Avocados, Nüsse und hohe Salzmengen enthalten. Die Patienten sollten zudem zuckerhaltige Produkte (Haushaltszucker, Fructose und auch Getränke damit, Zucker auf Basis raffinierter Kohlenhydrate, Fruchtsäfte, Sirup, Melasse) und Koffein (also Kaffee) vermeiden.[35]

Die Teilnehmer wurden zu sportlicher Aktivität ermutigt, gefordert wurde aber keine Ertüchtigung. Denn die Studie konzentriert sich allein auf die Wirksamkeit einer optimalen Ernährung fürs Herz. Deshalb wurden auch keine psychosozialen Ansätze, wie Meditation, Entspannungsübungen oder Yoga integriert. Da alle Patienten höchst Herzinfarkt gefährdet waren (teils gar schon Herzinfarkte hatten) haben sie die verschriebenen Medikamente weiterhin eingenommen, beobachtet von ihren anderen Ärzten, welche sie zuvor (vor Beginn der Studie) behandelt hatten.[35]

Um die Teilnehmer von dieser doch relativ strengen Ernährungsweise (wenn man von einer normalen westlichen Ernährung herkommt) zu überzeugen, wurden Bevölkerungsgruppen, welche ausführlich untersucht wurden, dargestellt, welche sich rein pflanzlich ernähren und in denen keine Herzkrankheiten existieren. Und andererseits wurden Kulturen vorgestellt, welche hauptsächlich Fleisch- und Milchprodukte konsumieren und wo Herzkrankheiten allgegenwärtig sind,[36] so wie bei uns eben auch. Als besonders extremes Beispiel, wie ein Eingriff in die Ernährung Herzkrankheiten verhindern kann, wurde Norwegen im Zweiten Weltkrieg aufgeführt: Die deutsche Besatzungsmacht beschlagnahmte den kompletten Viehbestand für die eigenen Truppen, so dass die Norweger sich rein pflanzlich ernähren mussten. In dieser Zeit fiel die Anzahl an Herz- und Schlaganfalltoten in Norwegen rapide auf ein historisches Minimum.[37] Und die sexuelle Aktivität vermutlich auf ein nie dagewesenes Maximum.

Neben der Vorstellung faktisch Herzinfarkt resistenter Kulturen und der enormen Auswirkungen einer

Ernährungsumstellung, wurden auch die Ergebnisse der deutlich kleiner angelegten Studie von 1985 den Patienten präsentiert. Dabei wurden u.a. Bilder von Arterien (als sogenannte Angiogramme, d.h. mit Magnetresonanztomografie (MRT) erstellte Aufnahmen) gezeigt, welche vor der Ernährungsumstellung völlig verstopft und verhärtet waren und am Ende der damaligen Studie wieder in ihrem gesunden Ursprungszustand waren.[35]

Zusätzlich wurden alle Teilnehmer in Seminaren in pflanzenbasierter Ernährung und Kochweise geschult, und fortlaufend standen den Teilnehmern Berater zur Seite.[35] Heute ist das ja kein Problem mehr bei der Fülle an veganen Kochbüchern und kostenlosen pflanzlichen Rezepten im Internet, auch völlig ölfreie Rezeptideen findet man im Netz zu jedem Geschmack. Statt dass man z.B. Zwiebeln und Knoblauch in Öl schwenkt, kann man das genauso gut mit ein wenig Wasser hinbekommen. Bei vielen veganen Backrezepten, wo Öl oder Margarine zum Einsatz kommt, kann man das Fett mit Apfelmus oder Pflaumenmus ersetzen, das wird genauso locker und lecker. Die Nahrungsaufnahme aller Teilnehmer wurde protokolliert, ebenso wie alle relevanten medizinischen Daten und das über einen Zeitraum von ca. 5 Jahren.

11% der Teilnehmer folgten den Ernährungsprinzipien (kein Fleisch, kein Fisch, keine Milchprodukte und keine zusätzlichen Öle) nicht wie vereinbart, 2/3 dieser Gruppe der Abweichler erfuhr im Zeitraum der Studie unerwünschte Folgen einer Herzkrankheit: vom Tod durch Herzinfarkt in den schlimmsten Fällen oder Erleiden eines

Schlaganfalls bis hin zu notwendig gewordenen weiteren massiven chirurgischen Eingriffen (Herztransplantation, Gefäßprothesen oder Bypass).[35] Man muss berücksichtigen, dass 2/3 der nicht prinzipientreuen Teilnehmer (bzgl. der Ernährungsvorgaben der Studie) eine erschreckend hohe Zahl ist, wenn man berücksichtigt, dass bei diesen Patienten ein volles konventionelles medizinisches Arsenal aufgefahren wurde. So viel zur Effektivität von den derzeit zum Einsatz kommenden Medikamenten und Behandlungsmethoden.

Ein Großteil der Studienteilnehmer (89%) ist den Ernährungsvorgaben treu gefolgt. 99,4% dieser Gruppe konnten alle Folgen der Herzkrankheit (Herzinfarkt, Schlaganfall) im Zeitraum der Studie vermeiden. Nur ein einziger Schlaganfall (0,6%) wurde bei dieser Gruppe registriert und kein einziger Patient ist gestorben. Fast 100% der Teilnehmer wurde mit einer Ernährungsumstellung (kein riskanter chirurgischer Eingriff und kein Einsatz von Medikamenten mit Risiken und Nebenwirkungen) geholfen. Im relativ kurzen Zeitraum der Studie wurden bei 22% der Teilnehmer nicht nur die Symptome und Folgen einer schweren Herzkrankheit vermieden, sondern sogar die Arterien wieder geheilt.[35] Was bedeutet, dass folglich auch die Erektionsfähigkeit wieder optimiert wurde. Das ist doch mehr als revolutionär!

Mit Recht muss man sich jetzt fragen: Warum wird nicht in allen Kliniken diese extrem kostengünstige und effektive Behandlungsmethode eingesetzt? Vermutlich werden bis dahin noch Jahrzehnte vergehen, denn die Lobby von

Brokkoli, Grünkohl und Vollkorngetreide ist vermutlich (wenn überhaupt vorhanden) der Lobby der Pharmakonzerne weit unterlegen. Also ist jeder selbst gefragt, seine Ernährung herzfreundlicher zu gestalten. Die Zahlen und Fakten der Studie sprechen eine eindeutige Sprache: Ohne die Ernährungsumstellung werden trotz Medikamente und konventioneller Behandlungsmethoden weit über 60% Opfer einer Herzerkrankung, mit der Ernährungsumstellung nur 0,6%!

Viele weitere Studien mit pflanzlicher Ernährung haben ähnliche, aber niemals solch extrem überragende Resultate erzielt. Warum? Da vermutlich nicht das volle Potential herzgesunder Ernährung ausgeschöpft wurde. Denn oben genannte Studie war die einzige, welche Öle vollständig aus dem Speiseplan der Patienten gestrichen hat. Genauso wurden auch verarbeitete Produkte mit selbst geringsten Mengen Ölzusätzen herausgenommen.[35] In vielen Produkten vermutet man keine zugesetzten Öle und Fette, aber lesen Sie mal die Zutatenlisten angefangen von Backwaren, selbst Müsli bis hin zu Trockenfrüchten. Da wird ein Haufen Öl versteckt, was in der Summe natürlich Auswirkungen auf unsere Gesundheit hat. Glücklicherweise findet man, wenn man sich ein bisschen damit beschäftigt, heute genug ölfreie Alternativen. Durch die konsequente Vermeidung von Produkten (Fleisch, Fisch, Milchprodukte), welche dem Körper Cholesterin und gesättigtes Fett zuführen, fallen zwei weitere Hauptgründe für die Entstehung von Herz-Kreislauferkrankungen einfach weg.

Die Entstehung von Trimethylaminoxid (TMAO), eine atherogene (Atherosklerose (Arterienverkalkung) hervorrufende) Verbindung, wurde mit der optimierten Ernährung der Studie vollständig vermieden. Aus Lecithin und Carnitin, welche in Eiern, Milch und Milchprodukten, Leber, rotem Fleisch, Geflügel, Meeresfrüchten und Fisch enthalten sind, produziert die Darmflora TMAO. Bei Veganern sind die schädlichen Bakterien, die den ungesunden Stoff herstellen, gar nicht mehr in der Darmflora vorhanden.[35] Ein weiterer, erheblicher Vorteil des stringenten Verzichts auf tierische Produkte.

Mindestens sollte nach solch einer Studie jeder Herzpatient das Recht haben, über diesen alternativen und hoch effektiven Weg informiert zu werden. Den einzigen Weg, welcher in der Lage ist koronare Herzerkrankungen zu heilen. Es konnte gezeigt werden, dass in den meisten Fällen auf einen operativen Eingriff vollständig verzichtet werden kann — bei stringenter Ernährungsweise natürlich. Denn schon nach 3 Wochen konnte man mit einem PET-Scan (Computertomographie) einen Heilungsprozess nachweisen.[35] Selbstverständlich muss solch eine Entscheidung stets in Absprache mit dem behandelten Arzt erfolgen. Und letztendlich hat man(n) sogar eine Win-win-Situation, da auch untenherum alles wieder normal läuft — ohne riskante Medikamente mit teils erheblichen Nebenwirkungen (wer will schon erblinden?).

Die Attraktivität und Gesundheit steigern

Wer will nicht möglichst attraktiv bei anderen Menschen rüber kommen? Vermutlich jeder. Und jeder kann auch etwas für eine gesteigerte Attraktivität tun und optimiert parallel dazu seine Gesundheit.

Was in der Tierwelt gilt, ist bei uns Menschen ganz ähnlich. Farbenfrohe Tiere machen sich für ihre Partner attraktiv. Bei Pfauen kann man es wunderbar beobachten. Die Weibchen bevorzugen die Männchen mit den schönsten und prächtigsten Farben. Doch warum macht so was aus evolutionärer Sicht überhaupt Sinn? Denn der Pfau kann mit seinem überdimensionalen Federkleid kaum vom Boden abheben und die markanten Farben sind eine denkbar schlechte Tarnung gegen mögliche Feinde. Folglich muss die genetische Ausstattung des Pfaus extrem robust sein, wenn er trotzdem in der Evolutionsgeschichte überleben konnte. Also macht es durchaus Sinn, dass sich das Weibchen von einem farbenprächtigen Pfau besonders angezogen fühlt.

Bei einigen Tierarten wird die Farbintensität durch eine optimale Ernährung verstärkt. So präferieren z.B. Kohlmeisen carotinoidreiche Raupen, damit ihre Brust sich noch leuchtend gelber verfärbt und sie somit noch attraktiver für potentielle Partner erscheinen. Denn diese erkennen so, wie gut der Partner bei der Nahrungsbeschaffung ist und wie gut sein Gesundheitszustand ist.

Was hat das jetzt bitte alles mit uns Menschen zu tun? Ganz einfach: Ein ähnliches Phänomen ist auch bei Menschen zu beobachten. Eine internationale Studie kommt zu folgendem Schluss: Die Gesichtspigmentierung beeinflusst den wahrgenommen Gesundheitszustand von Menschengesichtern.[38] Das Gesicht spielt eine bedeutende Rolle bei menschlichen Interaktionen, einschließlich der Partnerwahl. Für die Untersuchung wurden digitale Photos von kaukasischen (hellhäutigen) Frauen und Männern den Probanden vorgelegt und diese mussten mit Hilfe eines Reglers (wie bei einem Photobearbeitungsprogramm) die Gesichtspigmentierung so einstellen, bis sie der Meinung waren, dass die Person auf dem Bild am gesündesten aussieht. Sowohl Frauen als auch Männer bevorzugten einen goldenen Schimmer bei den Photos einzustellen.[38]

Wie kommt es zu dieser Präferenz? Die Forscher vermuten, dass das gesunde Aussehen von gelbstichiger Haut ernährungsbedingten Ablagerungen von Carotinoiden in der Haut zuzuschreiben ist. Was bedeutet, dass Carotinoide, welche bei zahlreichen Fisch- und Vogelarten für das Signalisieren von Gesundheit und sexueller Selektion mitverantwortlich sind, auch Auswirkungen auf den wahrgenommenen Gesundheitszustand von Menschen haben könnten. Es ist eine populäre Sichtweise, dass Sonnenbräune das gesunde und attraktive Erscheinungsbild von kaukasischen Gesichtern verbessert. Doch diese Studie legt nahe, dass jeglicher Beitrag zu einem gesunden Aussehen durch Bräunung in direktem Zusammenhang mit einem höheren Gelbstich (goldener Teint) steht und dass die Menschen eine gelbere (goldene) Haut tatsächlich bevorzugen.[38] Um unsere Gesundheit und Attraktivität zu steigern, ist es also besser (wie die Vögel) mehr carotinoidreiches Gemüse und Obst zu essen statt sich auf die Sonnenbank zu legen.

Manche kommen jetzt vielleicht auf die Idee konzentrierte Carotinoide in Form von Pillen oder Nahrungsergänzungen zu sich zu nehmen. Auch das hat die Wissenschaft bereits erforscht und Obst- und Gemüseverzehr mit der Einnahme hochkonzentrierter Carotinoide in Tabletten- und Pulverform verglichen. Das Resultat: Gemüse und Obst enthalten einen ganzen Cocktail an komplexen Carotinoiden und schützen damit unser Gewebe deutlich besser und effektiver als synthetische Carotinoide.[39]

*Keine „Fifty Shades of Grey"
ohne Fifty Shades of **Green***

*Grünkohl, Brokkoli, Rucola, Mangold,
Spinat, PakChoi, Blattkohl, Kohl, Chinakohl,
Blumenkohl, Rosenkohl, Weißkohl, Spitzkohl,
grüne Paprika, Gurken, Zucchini, Kohlrabi, Dill,
Löwenzahn, Römersalat, Petersilie, Koriander, Okra,
Markstammkohl, Kapern, Schnittlauch, Gartenkresse,
Grüner Spargel, Blätter roter Beete, Basilikum, Feldsalat,
Kopfsalat, Endiviensalat, Eisbergsalat, Zuckerhut, Bataviasalat,
Linsen, Brunnenkresse, Romanesco, Palmkohl, Stangensellerie,
Eichblattsalat, Friséesalat, Wirsing, Erbsen, Buschbohnen, Fenchel

Wissenschaftliches Quellenverzeichnis:

1. Erectile dysfunction prevalence, time of onset and association with risk factors in 300 consecutive patients with acute chest pain and angiographically documented coronary artery disease. **European Urology** 2003 Sep;44(3):360-4; discussion 364-5, Montorsi F, Briganti A, Salonia A, Rigatti P, Margonato A, Macchi A, Galli S, Ravagnani PM, Montorsi P

2. Penile doppler ultrasound in patients with erectile dysfunction (ED): role of peak systolic velocity measured in the flaccid state in predicting arteriogenic ED and silent coronary artery disease. **The journal of sexual medicine** 2008 Nov;5(11):2623-34, Corona G, Fagioli G, Mannucci E, Romeo A, Rossi M, Lotti F, Sforza A, Morittu S, Chiarini V, Casella G, Di Pasquale G, Bandini E, Forti G, Maggi M

3. A population-based, longitudinal study of erectile dysfunction and future coronary artery disease. **Mayo Clinic Proceedings** 2009 Feb;84(2):108-13, Inman BA, Sauver JL, Jacobson DJ, McGree ME, Nehra A, Lieber MM, Roger VL, Jacobsen SJ

4. Congenital human baculum deficiency: the generative bone of Genesis 2:21-23. **American Journal of Medical Genetics** 2001 Jul 1;101(3):284-5, Gilbert SF, Zevit Z

5. Development of symptomatic cardiovascular disease after self-reported adherence to the Atkins diet. **Journal of**

the **American Dietetic Association** 2009 Jul;109(7):1263-5, Barnett TD, Barnard ND, Radak TL

6. Pill-free ways to improve your sex life. Exercise, smoking cessation, and alcohol moderation can help bring sexual activity back into the bedroom. **Harvard Health Letter** 2014 Aug;39(10):4

7. Mediterranean diet improves erectile function in subjects with the metabolic syndrome. **International Journal of Impotence Research** 2006 Jul-Aug;18(4):405-10, Esposito K, Ciotola M, Giugliano F, De Sio M, Giugliano G, D'armiento M, Giugliano D

8. Mediterranean diet improves sexual function in women with the metabolic syndrome. **International Journal of Impotence Research** 2007 Sep-Oct;19(5):486-91, Esposito K, Ciotola M, Giugliano F, Schisano B, Autorino R, Iuliano S, Vietri MT, Cioffi M, De Sio M, Giugliano D

9. Two-way street between erection problems and heart disease. Paying attention to heart health can be good for a man's sex life. **Harvard Heart Letter** 2011 May;21(9):4

10. Fachinformation Viagra des Herstellers Pfizer, abgerufen 05/2017 auf https://www.pfizer.de/fileadmin/produktdatenbank/pdf/003927_freigabe.pdf

11. Oral L-citrulline supplementation improves erection hardness in men with mild erectile dysfunction. **Urology** 2011 Jan;77(1):119-22, Cormio L, De Siati M, Lorusso F, Selvaggio O, Mirabella L, Sanguedolce F, Carrieri G

12. Pistachio diet improves erectile function parameters and serum lipid profiles in patients with erectile dysfunction. **International Journal of Impotence Research** 2011 Jan-Feb;23(1):32-8, Aldemir M, Okulu E, Neşelioğlu S, Erel O, Kayıgil O

13. Ten years of life: it is a matter of Choice? **Archives of Internal Medicine** 2001;161(13):1645-1652, Fraser G., Shavlik D.

14. Primary prevention of cardiovascular disease with a Mediterranean diet. **The New England Journal of Medicine** 2013;368(14):1279-1290, Estruch R., Ros E., Salas-Salvadó J., et al.

15. Nut consumption, weight gain and obesity: Epidemiological evidence. **Nutrition, Metabolism and Cardiovascular Diseases** 2011;21(1):40-45, Martínez-González M., Bes-Rastrollo M.

16. The effect of a calorie controlled diet containing walnuts on substrate oxidation during 8-hours in a room calorimeter. **Journal of the American College of Nutrition** 2009;28(5):611-617, Tapsell L., Batterham M., Tan S., Warensjö E.

17. Walnut Consumption increases satiation but has no effect on insulin resistance or the metabolic profile over a 4-day period. **Obesity** (Silver Spring) 2010;18(6):1176-1182, Brennan A., Sweeney L., Liu X., Mantzoros C.

18. Intake of fiber and nuts during adolescence and incidence of proliferative benign breast disease. **Cancer Causes & Control** 2010;21(7):1033-1046, Su X., Tamimi R., Collins L., Baer H., Cho E., Sampson L., Willett W., et al.

19. Nuts and cancer: where are we now? **The Lancet Oncology** 2013;14(12):1161-1162, Papanastasopoulos P., Stebbing J.

20. Antioxidant and antiproliferative activities of common edible nut seeds. **Lebensmittel-Wissenschaft & Technologie** 2009;42(1):1-8, Yang J., Hai Lui R., Halim L.

21. Mechanistic Examination of Walnuts in Prevention of Breast Cancer. **Nutrition and Cancer** 2012;64(7):1078-1086, Vanden Heuvel J., Belda B., Hannon D., et al.

22. Janus-faced role of endothelial NO synthase in vascular disease: uncoupling of oxygen reduction from NO synthesis and its pharmacological reversal. **Biological Chemistry** 2006 Dec;387(12):1521-33, Förstermann U

23. Food selection based on high total antioxidant capacity improves endothelial function in a low cardiovascular risk population. **Nutrition, Metabolism & Cardiovascular Diseases** 2012 Jan;22(1):50-7, Franzini L, Ardigò D, Valtueña S, Pellegrini N, Del Rio D, Bianchi MA, Scazzina F, Piatti PM, Brighenti F, Zavaroni I

24. Acute blood pressure lowering, vasoprotective, and antiplatelet properties of dietary nitrate via bioconversion to nitrite. **Hypertension** 2008 Mar;51(3):784-90, Webb AJ, Patel N, Loukogeorgakis S, Okorie M, Aboud Z, Misra S, Rashid R, Miall P, Deanfield J, Benjamin N, MacAllister R, Hobbs AJ, Ahluwalia A

25. Does hypertension and its pharmacotherapy affect the quality of sexual function in women? **American Journal of Hypertension** 2000 Jun;13(6 Pt 1):640-7, Duncan LE, Lewis C, Jenkins P, Pearson TA

26. Hyperlipidemia and sexual function in premenopausal women. **The Journal of Sexual Medicine** 2009 Jun;6(6):1696-703, Esposito K, Ciotola M, Maiorino MI, Giugliano F, Autorino R, De Sio M, Cozzolino D, Saccomanno F, Giugliano D

27. Mediterranean diet improves sexual function in women with the metabolic syndrome. **International Journal of Impotence Research** 2007 Sep-Oct;19(5):486-91, Esposito K,

Ciotola M, Giugliano F, Schisano B, Autorino R, Iuliano S, Vietri MT, Cioffi M, De Sio M, Giugliano D

28. Male reproductive organs are at risk from environmental hazards. **Asian Journal of Andrology** 2010 Mar;12(2):152-6, Bonde JP

29. Dietary fat and semen quality among men attending a fertility clinic. **Human Reproduction** 2012 May;27(5):1466-74, Attaman JA, Toth TL, Furtado J, Campos H, Hauser R, Chavarro JE

30. Food intake and its relationship with semen quality: a case-control study. **Fertility and Sterility** 2009 Mar;91(3):812-8, Mendiola J, Torres-Cantero AM, Moreno-Grau JM, Ten J, Roca M, Moreno-Grau S, Bernabeu R

31. Walnuts improve semen quality in men consuming a Western-style diet: randomized control dietary intervention trial. **Biology of Reproduction** 2012 Oct 25;87(4):101, Robbins WA, Xun L, FitzGerald LZ, Esguerra S, Henning SM, Carpenter CL

32. Micronutrients intake is associated with improved sperm DNA quality in older men. **Fertility and Sterility** 2012 Nov;98(5):1130-7, Schmid TE, Eskenazi B, Marchetti F, Young S, Weldon RH, Baumgartner A, Anderson D, Wyrobek AJ

33. Twenty questions on atherosclerosis. **Proceedings** (Baylor University. Medical Center) 2000 Apr;13(2):139-43, Roberts WC

34. Low risk--and the "No more than 50%" myth/dogma. **Archives of Internal Medicine** 2007 Mar 26;167(6):537-9, Stamler J

35. A way to reverse CAD? **The Journal of Family Practice** 2014 Jul;63(7):356-364b, Esselstyn CB Jr, Gendy G, Doyle J, Golubic M, Roizen MF

36. Prevalence and extent of atherosclerosis in adolescents and young adults: implications for prevention from the Pathobiological Determinants of Atherosclerosis in Youth Study. **JAMA** 1999;281:727-735, Strong JP, Malcom GT, McMahan CA, et al.

37. Mortality from circulatory disease in Norway 1940-1945. **Lancet**. 1951;1:126-129, Strom A, Jensen RA

38. Facial Skin Coloration Affects Perceived Health of Human Faces **The International Journal of Primatology** 2009 Dec; 30(6): 845–857, Ian D. Stephen, Miriam J. Law Smith, Michael R. Stirrat, and David I. Perrett

39. Bioavailability of natural carotenoids in human skin compared to blood. **European journal of pharmaceutics and biopharmaceutics** 2010 Oct;76(2):269-74, Meinke MC, Darvin ME, Vollert H, Lademann J

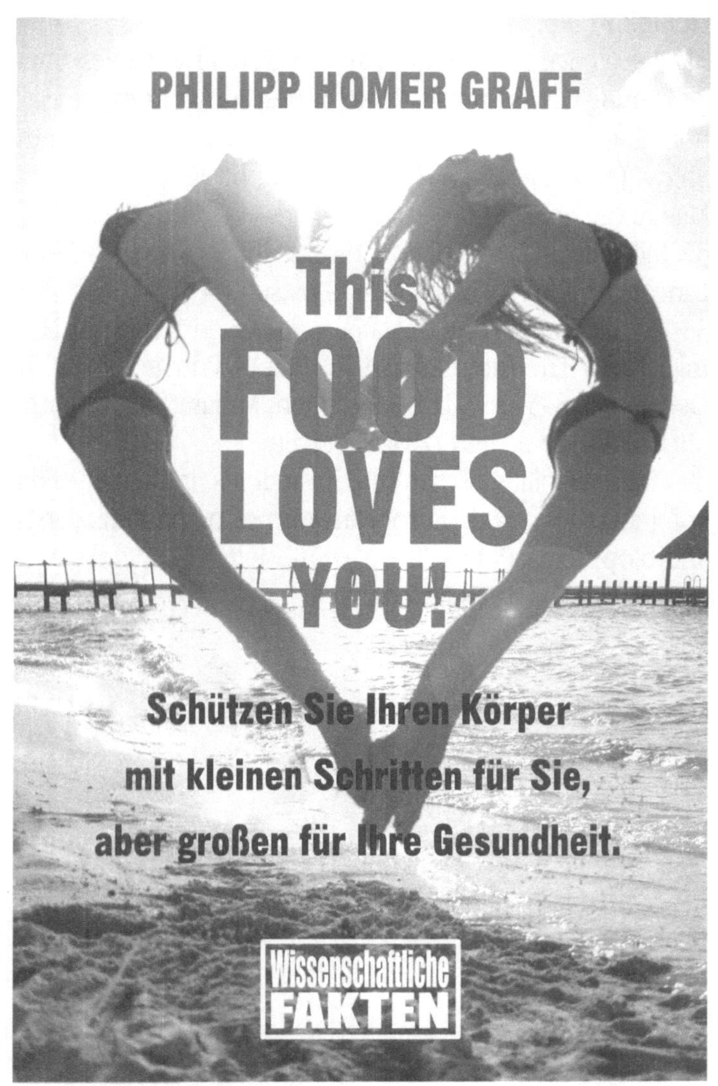

PHILIPP HOMER GRAFF
This
FOOD
LOVES
YOU!
Schützen Sie Ihren Körper
mit kleinen Schritten für Sie,
aber großen für Ihre Gesundheit.
Wissenschaftliche
FAKTEN

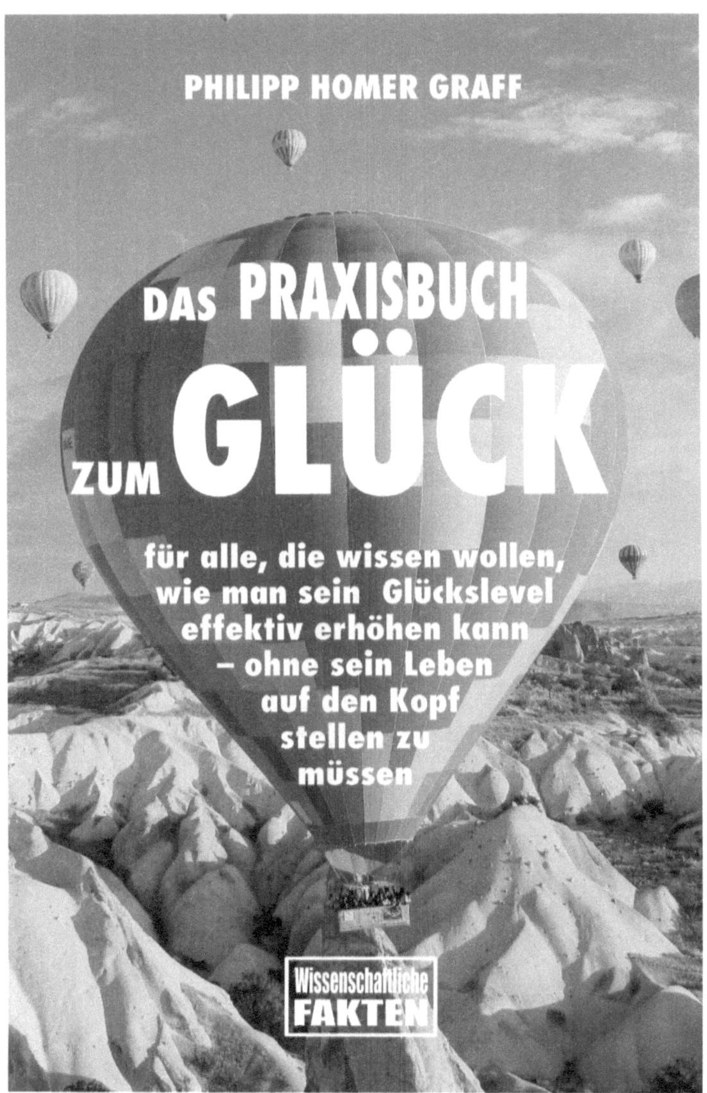
PHILIPP HOMER GRAFF
DAS PRAXISBUCH
zum GLÜCK
für alle, die wissen wollen,
wie man sein Glückslevel
effektiv erhöhen kann
– ohne sein Leben
auf den Kopf
stellen zu
müssen
Wissenschaftliche
FAKTEN

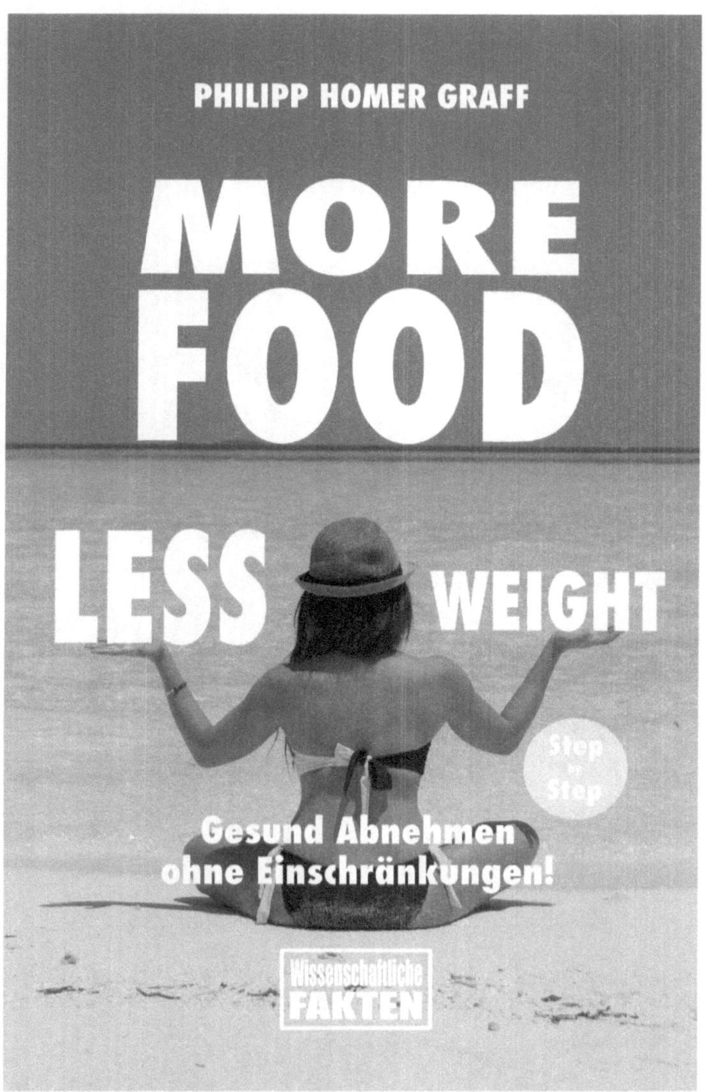
PHILIPP HOMER GRAFF
MORE
FOOD
LESS WEIGHT
Step by Step
Gesund Abnehmen
ohne Einschränkungen!
Wissenschaftliche
FAKTEN

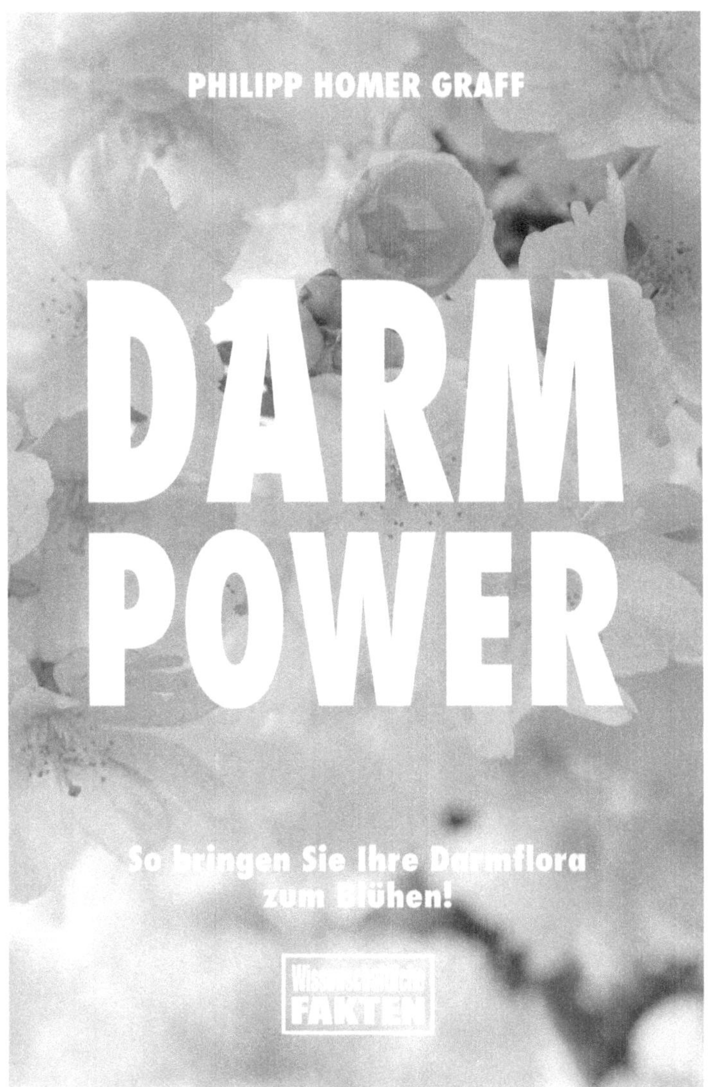
PHILIPP HOMER GRAFF
DARM
POWER
So bringen Sie Ihre Darmflora
zum Blühen!
WISSENSCHAFTLICHE
FAKTEN

Mit Denknahrung zu geistigen Höhenflügen:

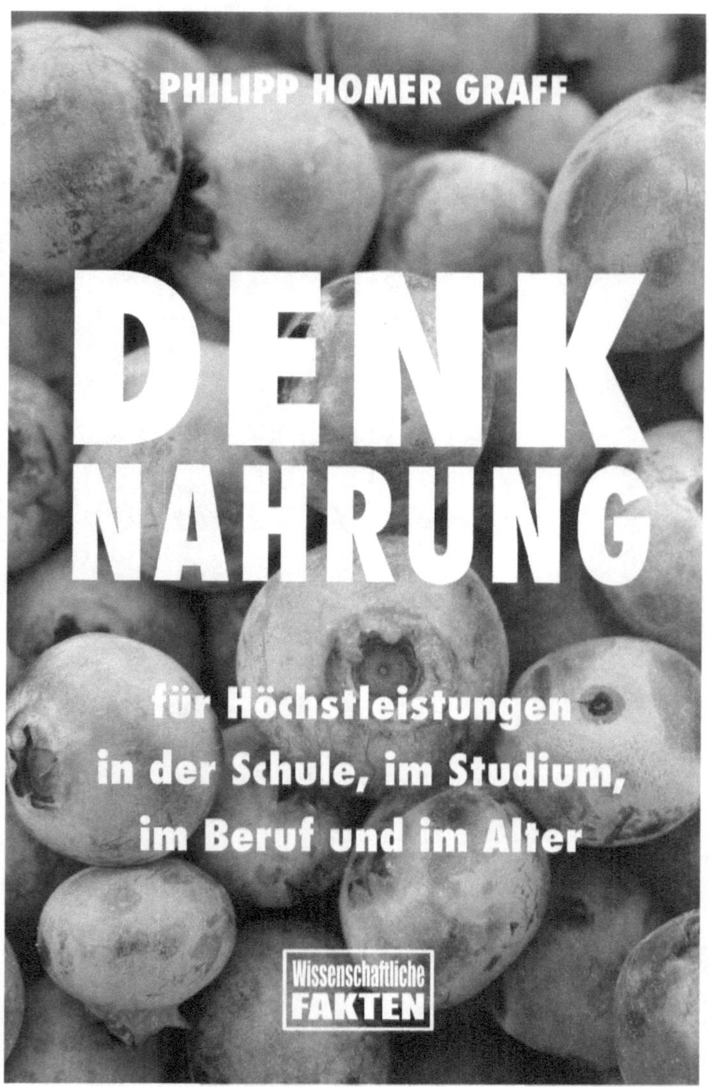
PHILIPP HOMER GRAFF
DENK
NAHRUNG
für Höchstleistungen
in der Schule, im Studium,
im Beruf und im Alter
Wissenschaftliche
FAKTEN

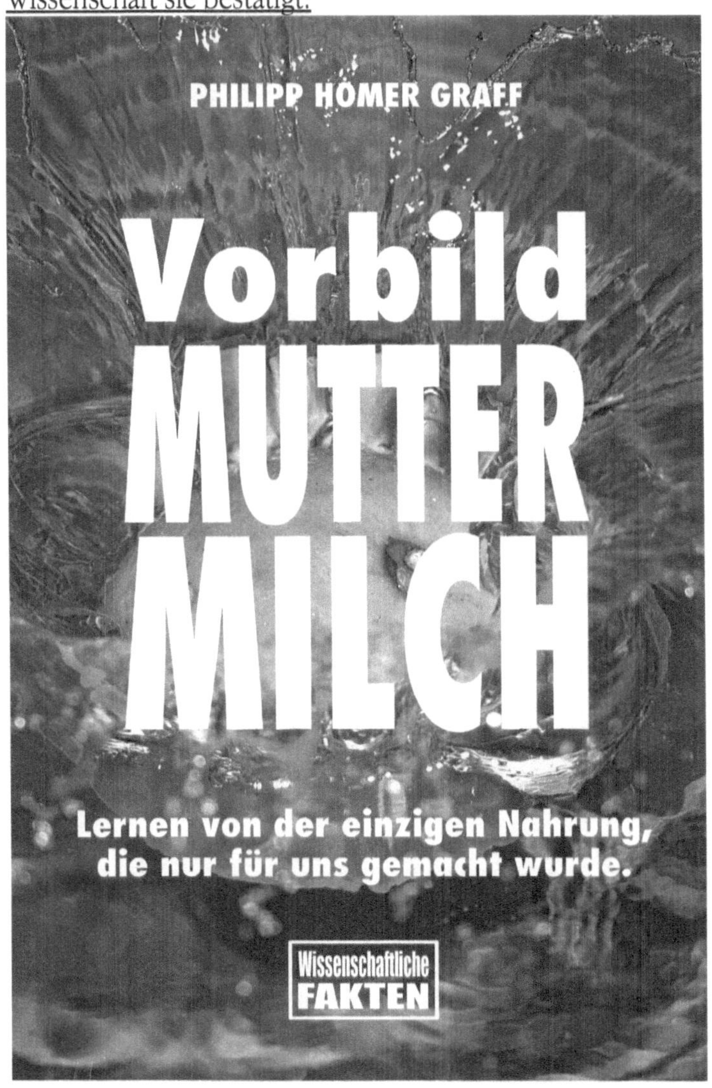
PHILIPP HOMER GRAFF
Vorbild
MUTTER
MILCH
Lernen von der einzigen Nahrung,
die nur für uns gemacht wurde.
Wissenschaftliche
FAKTEN

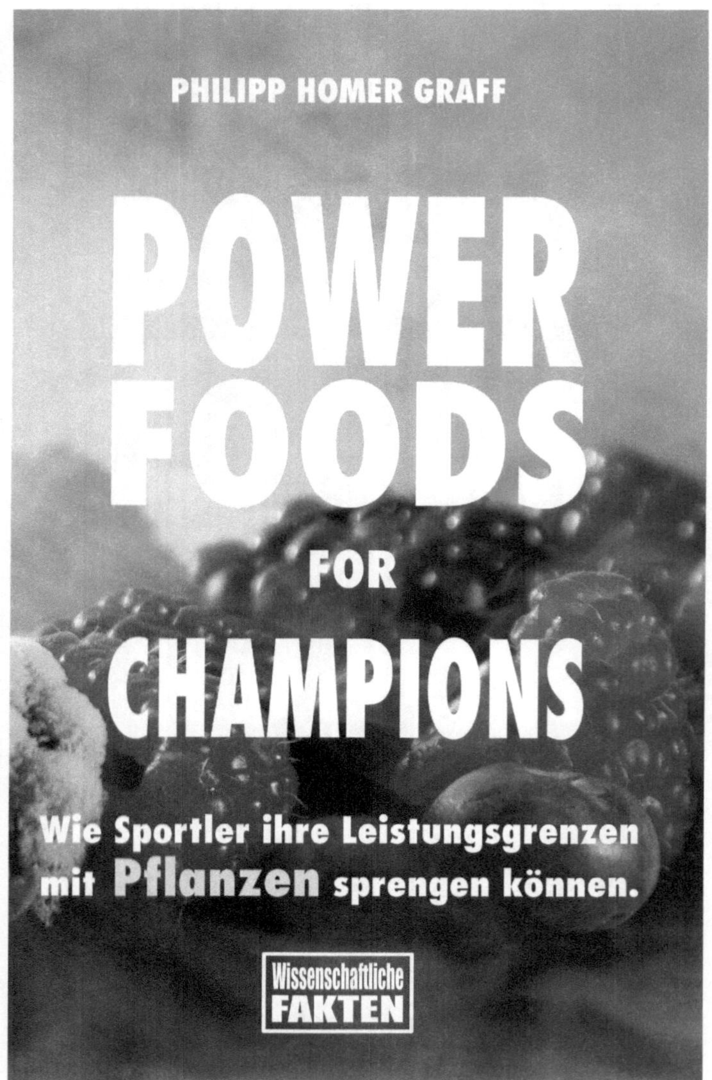
PHILIPP HOMER GRAFF
POWER
FOODS
FOR
CHAMPIONS
Wie Sportler ihre Leistungsgrenzen
mit Pflanzen sprengen können.
Wissenschaftliche
FAKTEN

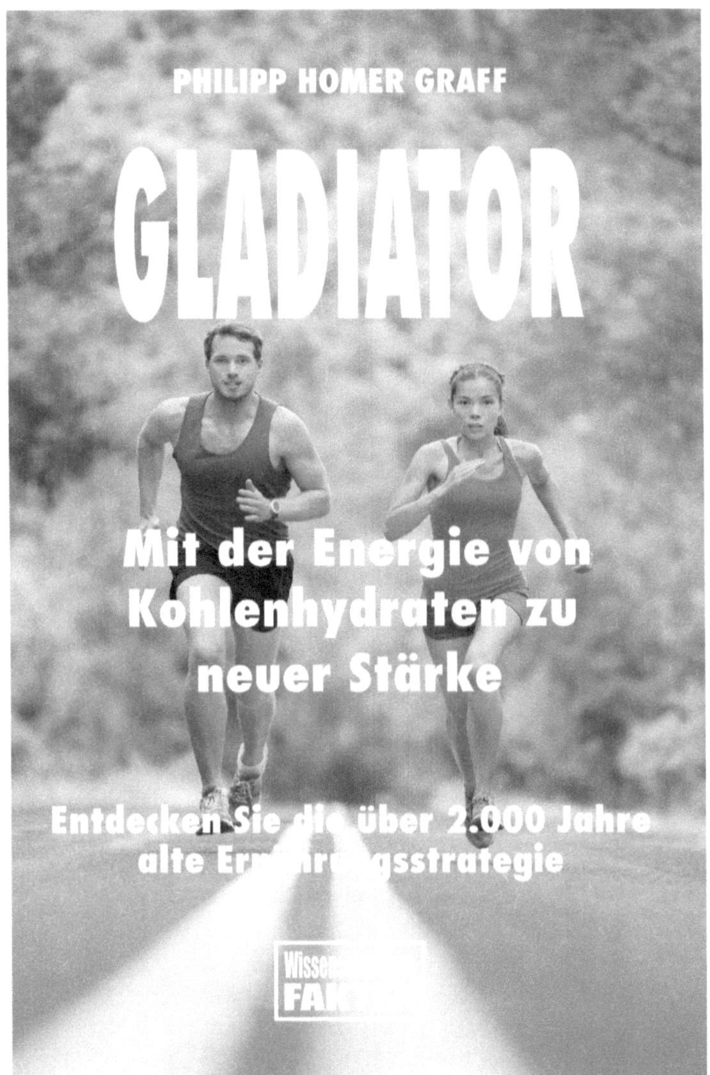
PHILIPP HOMER GRAFF
GLADIATOR
Mit der Energie von
Kohlenhydraten zu
neuer Stärke
Entdecken Sie die über 2.000 Jahre
alte Ernährungsstrategie
Wissen
FAKT